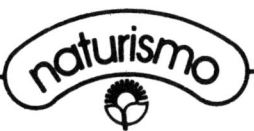

DIABETES
su cura natural
ARNOLD CASEY

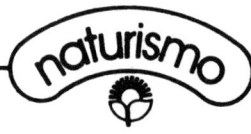

Título en inglés: Diabetes, the natural cure
Traducción: Sonia López
Ilustraciones y portada: Sergio Padilla

©Editores Mexicanos Unidos, S. A.
Luis González Obregón 5-B
C.P. 06020 Tels: 521 88 70 al 74
Miembro de la Cámara Nacional
de la Industria Editorial. Reg. No. 115
La presentación y composición tipográficas
son propiedad de los editores, y fueron
elaboradas en J. Ma. Bustillos 12
Col. Algarín, México 8, D. F.

ISBN 968-15-0538-7

2a. edición, febrero de 1987

9a. Reimpresión, junio 2001

Impreso en México
Printed in Mexico

Prólogo

En este libro ofrezco al lector tratamientos muy eficaces para prevenir y curar la diabetes, una de las enfermedades más comunes y graves de nuestro tiempo.

Esos tratamientos se basan en la medicina natural. Incluyen recetas preparadas con plantas medicinales, consejos acerca de la nutrición y reglas específicas sobre la manera de vivir en salud y plenitud física para evitar este mal. Todos han sido rigurosamente analizados y probados en la práctica concreta, luego de muchos años de estudios e investigaciones. Nada en ellos está librado al azar y todos son verídicamente útiles.

Lo que en este libro se aconseja puede

practicarse sin grandes gastos y casi sin ninguna molestia o complicación. Cualquier persona puede aplicar mis consejos, sin que para ello requiera nada más que un poco de voluntad y perseverancia.

La cura natural de la diabetes resulta, por ello, muy sencilla. Si usted padece de diabetes o teme contraerla, no dude en seguir estas instrucciones. No encontrará dificultades para realizar los tratamientos indicados, recuperará su salud y se mantendrá sano sin problemas.

Sólo le pido que no deje para mañana la tarea de combatir o prevenir la diabetes. La lucha contra esta enfermedad, que muchas veces llega a ser mortal, no admite postergaciones.

Arnold Casey.

La diabetes: causas y síntomas

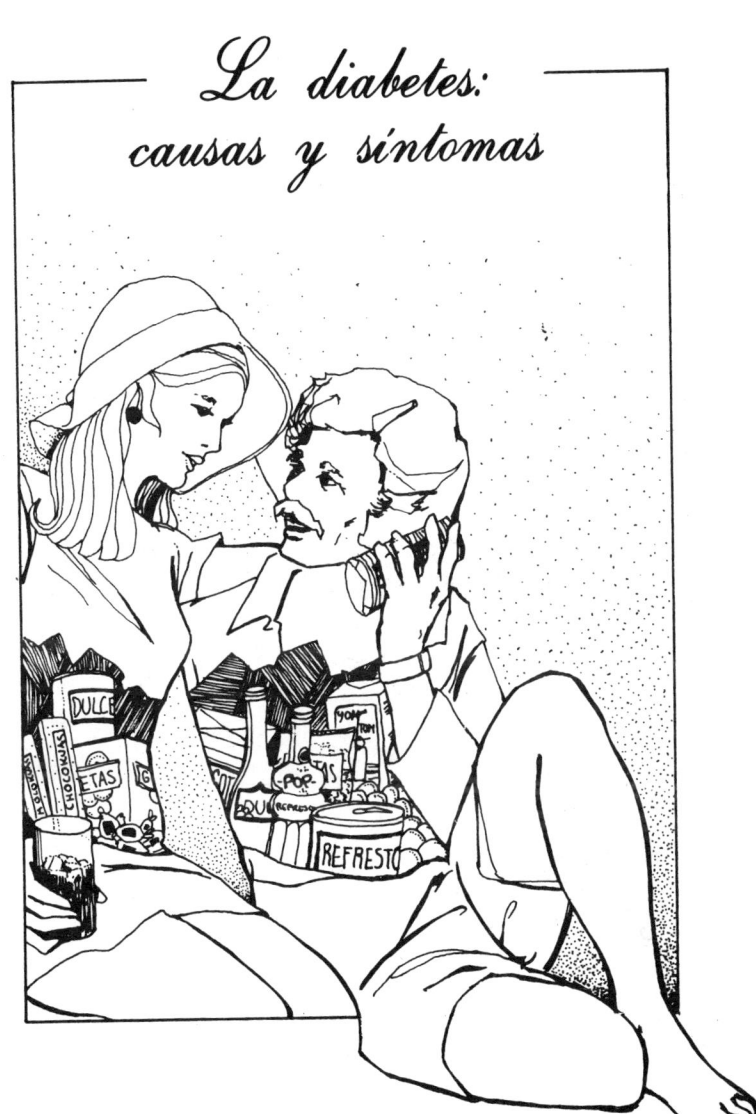

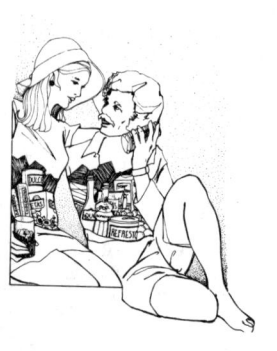

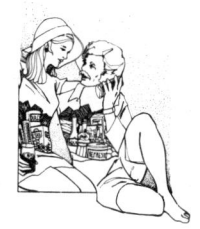

𝓛a diabetes es un trastorno del metabolismo orgánico que se caracteriza básicamente por la acumulación excesiva de azúcar en la sangre. Se manifiesta a través de una abundante secreción de orina cargada de azúcar y produce en el enfermo sed abundante, debilidad, enflaquecimiento progresivo, pérdida creciente de la visión, lesiones en las arterias, disminución del apetito sexual, impotencia, frigidez y otros graves padecimientos. Una diabetes mal controlada puede culminar en el llamado "coma diabético", un estado de intoxicación general que provoca pérdida casi total de la conciencia, vómitos, inapetencia, crisis nerviosas agudas y deshidratación, que pueden ocasionar la muerte del enfermo.

Las causas de la diabetes son múltiples. Puede contraerse por herencia y en ocasiones se presenta como consecuencia de la obesidad, o del mal funcionamiento del hígado. También puede originarse en desequilibrios de los centros nerviosos que regulan las funciones orgánicas vinculadas a la asimilación y transformación de los alimentos. Ciertos desarreglos registrados en el periodo del embarazo también pueden generarla, del mismo modo que algunos trastornos renales y pancreáticos.

No obstante, la causa principal y más común de la diabetes es la *nutrición incorrecta*. Una alimentación abundante en hidratos de carbono, que son ricos en azúcar (pan, pastas, arroz y papas), crea condiciones muy favorables para el desarrollo de la diabetes.

El organismo necesita hidratos de carbono pues ellos aportan calorías, energía y fuerza muscular, pero si el consumo de esos elementos supera los niveles adecuados, la cantidad sobrante se acumula en la sangre en forma de azúcar y eso origina esta enfermedad.

Puede afirmarse por otra parte que todo alimento que contenga azúcar refinada constituye un aliado natural de la diabetes. Los productos industrializados ricos en esta sustancia son causantes de este mal. Entre ellos se destacan los refrescos, las golosinas y toda la línea de la repostería industrial.

Los signos que anuncian la aparición y el desarrollo de la diabetes pueden reconocerse fácilmente. Los más importantes son los que cito a continuación:

- Fatiga.
- Dolores y calambres musculares.
- Somnolencia.
- Pérdida de peso.
- Orina muy abundante.
- Sed exagerada.
- Hormigueo en piernas y brazos.
- Trastornos de la visión.
- Disminución del apetito sexual.
- Náuseas.
- Inapetencia.
- Coloración violácea de los pies.
- Dolor de cabeza y embotamiento.
- Mal aliento.
- Mareos.

Si usted tiene alguno o algunos de estos síntomas, eso no quiere decir *necesariamente* que esté diabético. Cualquiera de esos trastornos puede ser producido por otra enfermedad. No obstante, no debe descartar la posibilidad de la diabetes y por esa razón debe someterse a un reconocimiento médico inmediato.

No olvide además que en ocasiones esta enfermedad se presenta asociada a otros padecimientos y, tenga o no usted diabetes, los síntomas mencionados indican que algo no funciona bien en su organismo. En estos casos la visita al médico es imprescindible, especialmente si en su familia hay antecedentes de diabetes o si su alimentación es abundante en hidratos de carbono y en productos preparados con azúcar industrial.

Cuarenta plantas medicinales contra la diabetes

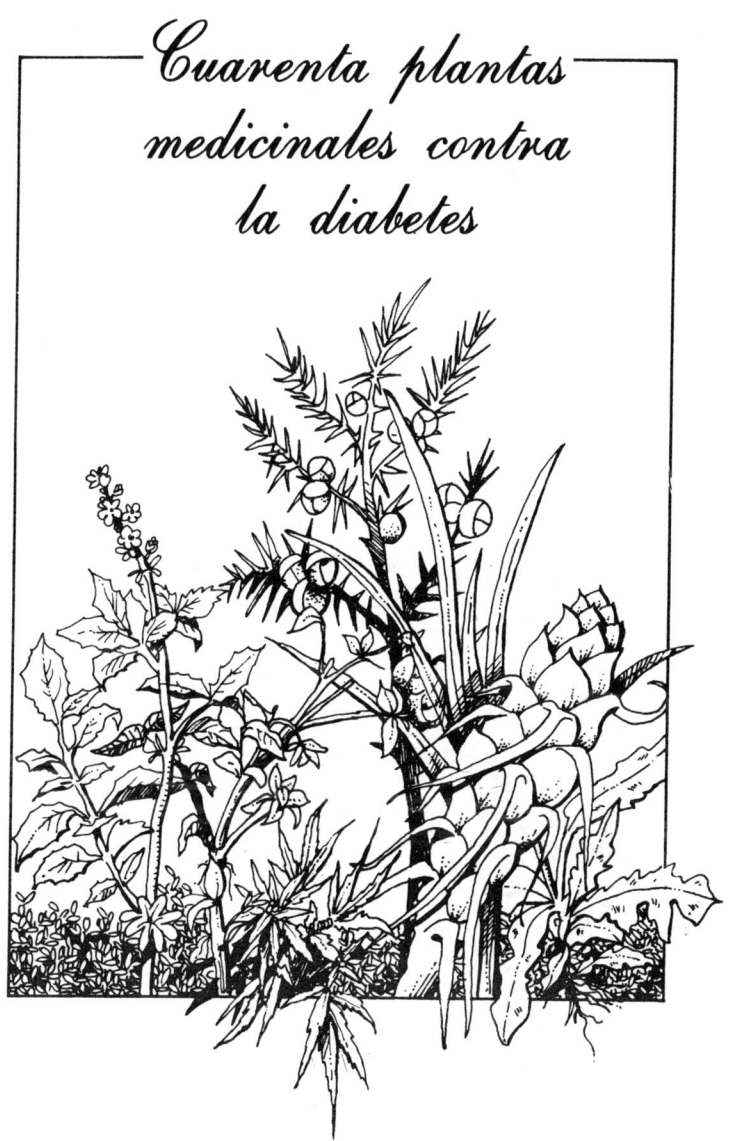

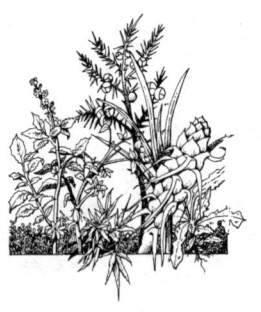

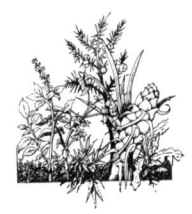

𝒱arias plantas medicinales ayudan a prevenir, combatir y curar la diabetes. De ellas, las más poderosas son las que cito a continuación:

- Lampazo.
- Eucalipto.
- Cáñamo común.
- Culén.
- Berro.
- Cardo.
- Centinodia.
- Endrino.
- Alholva.
- Enebro.
- Arándano
- Agrinomia.
- Absenta.
- Artemisa blanca.
- Menianto.
- Emula campana.
- Hinojo.
- Apio.
- Arándano.
- Fuco vejinoso.
- Verbena.
- Grosellero.
- Tormentilla
- Menta.
- Centaura.
- Coriandro.
- Pensamiento.
- Alcachofa.
- Cardo dorado.
- Judía.
- Olivo.
- Zarzamora.
- Ortiga.
- Galega.
- Nogal.
- Junco.
- Perifollo.
- Vara de oro.
- Perejil.
- Diente de león.

Todas estas plantas son muy útiles en cualquier tratamiento contra la diabetes. La medicina natural las recomienda calurosamente para combatir esta enfermedad, y muchos diabéticos han dejado de serlo usándolas.

En el capítulo siguiente ofrezco recetas que contienen estas hierbas, en algunos casos combinadas. Usted puede elegir cualquiera de ellas.

En cada caso se indica, en el capítulo siguiente, durante cuánto tiempo usted deberá tomar las preparaciones indicadas.

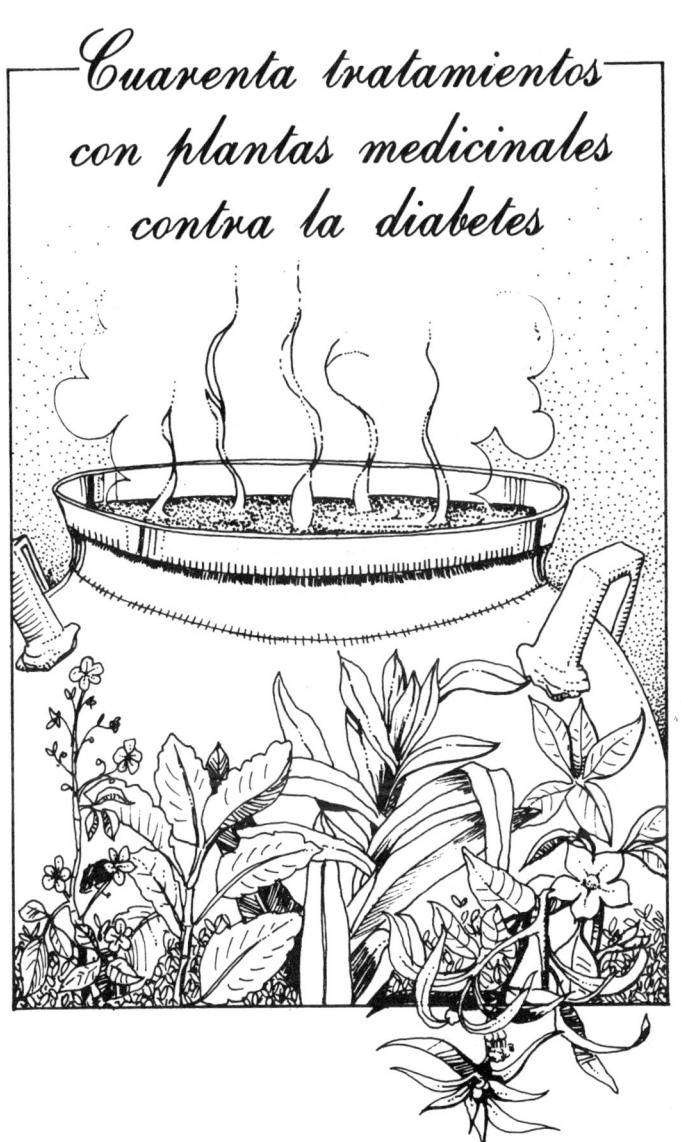
Cuarenta tratamientos con plantas medicinales contra la diabetes

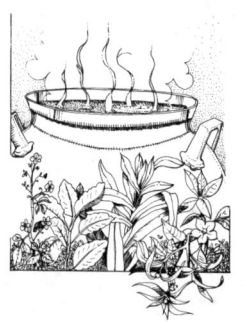

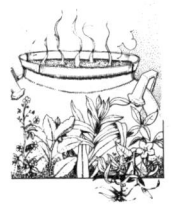

𝒟etallo aquí las recetas que recomiendo para prevenir, combatir y curar la diabetes. Hay recetas "especiales" y "simples". Las "especiales" son:

- *Receta número 1*

Hervir 35 gramos de hojas secas de nogal en un litro de agua. Tomar seis tazas diarias.

Ingerir esta preparación durante 30 días. Descansar dos días y reiniciar la cura, siempre a razón de seis tazas diarias. Esta segunda etapa del tratamiento durará otros 30 días.

Vencido ese plazo, interrumpir el tratamiento durante cuatro días y reiniciarlo al quinto. En esta tercera y última etapa se tomarán cuatro tazas diarias de la preparación, durante 15 días.

- *Receta 2*

Hervir en un litro de agua 40 gramos de perejil, 20 de menta y 35 de apio. Tomar cuatro tazas diarias durante dos meses.

- *Receta 3*

Hervir en un litro de agua 60 gramos de

vainas de judías, 15 de hinojo, 20 de cardo dorado y 25 de tallos de alcachofa.

Tomar tres tazas diarias durante 15 días e interrumpir el tratamiento durante dos días. Reiniciarlo al tercero, esta vez con cuatro tazas diarias durante 30 días.

● *Receta 4*

Hervir una cucharada sopera de semillas de perifollo en un vaso de agua. Tres tazas diarias de esta preparación durante 25 días.

● *Receta 5*

Hervir en un litro de agua 30 gramos de artemisa blanca. Dejar reposar durante 10 minutos y agregarle 30 gramos de perejil. Hervir todo durante 10 minutos. Tres tazas al día, durante un mes.

● *Receta 6*

Treinta gramos de menta y otros 30 de hinojo hervidos en dos litros de agua. Tomar cuatro tazas diarias durante 15 días.

Descansar cuatro días y reiniciar la cura, ahora con ocho tazas diarias, durante 20 días. Descansar tres días y a partir del cuarto tomar tres tazas diarias de la preparación durante un mes.

- *Receta 7*

Absenta (15 gramos), artemisa blanca (20), grosellero (hojas, 15 gramos), menianto (20), zarzamora (15), nogal (hojas, 15 gramos), tormentilla (polvo de la raiz, 15 gramos) y perejil (5 gramos), hervidos en un litro de agua.

Cuatro tazas diarias durante 65 días.

- *Receta 8*

Diente de león (35 gramos), ortiga (25) y centaura (30), hervidos en un litro de agua.

Seis tazas diarias durante 40 días.

- *Receta 9*

Pensamiento (25 gramos), vainas de judía

(30) y vara de oro (30) hervidos en dos litros de agua.

Seis tazas diarias durante 60 días.

- *Receta 10*

Cincuenta gramos de polvo de hojas de olivo hervidos en un litro de agua.

Tres tazas diarias durante 15 días. Descansar cuatro días y reiniciar el tratamiento con cuatro tazas diarias durante 45 días.

- *Receta 11*

Hervir 100 gramos de polvo de hojas de ortigas en un litro de agua.

Seis tazas diarias durante dos meses.

- *Receta 12*

Ensalada de berro fresco y crudo una vez al día. Complementar con tres tazas diarias de té de berro, preparado con 200 gramos de esa planta hervidos en un litro de agua.

Duración de la cura: dos meses.

- *Receta 13*

Hervir en dos litros de agua 200 gramos de culén. Dos tazas diarias durante 20 días.

- *Receta 14*

Hervir 45 gramos de hojas de zarzamora en un litro de agua.

Seis tazas diarias durante 40 días.

- *Receta 15*

Hervir 35 gramos de agrinomia en un litro de agua.
Seis tazas durante 40 días.

- *Receta 16*

Cuarenta gramos de diente de león hervidos en un litro de agua.

Cuatro tazas diarias durante 17 días. Descansar cuatro días y reiniciar el tratamiento el quinto día, con dos tazas semanales durante seis semanas.

- *Receta 17*

Cuatro tazas semanales de 200 gramos de coriandro hervidos en dos litros de agua.

Duración del tratamiento: ocho semanas.

- *Receta 18*

Cincuenta gramos de centaura hervidos en un litro de agua.

Cuatro tazas diarias durante dos meses.

- *Receta 19*

Cuarenta gramos de polvo de galega hervidos en un litro de agua.

Seis tazas diarias durante 65 días.

- *Receta 20*

Galega (15 gramos), perejil (30) e hinojo (35) hervidos en dos litros de agua.

Seis tazas diarias durante un mes. Descansar cuatro días y reiniciar la cura al quinto, con ocho tazas diarias durante 20 días. Descansar dos días y retomar el tratamiento ahora, a razón de dos tazas semanales durante cuatro semanas.

Las anteriores son las recetas "especiales", según ya dije. Las "simples" se preparan con las hierbas mencionadas en el capítulo anterior *no incluidas* en ninguna de las recetas "especiales".

Con esas hierbas, usted podrá preparar no menos de 20 remedios muy eficaces contra la diabetes.

Para prepararlos, siga estas instrucciones:

● Cuando prepare un remedio "simple", use sólo una hierba. No mezcle dos o más. Use la que usted prefiera, pero sólo *una.* Si los resultados no le satisfacen, prepare otro con otra hierba, *pero nunca use más de una hierba como remedio.*

● Use 25 gramos de la hierba y nunca más de esa cantidad.

● Hierva esos 25 gramos en un litro de agua.

- Déjela reposar 10 minutos.
- Tome *una* taza diaria durante 25 días.

¿Cuándo se debe usar una receta "simple" y cuándo una "especial"? En caso de utilizar una "especial" ¿cuál de las 20 citadas se debe escoger?

Estas son las respuestas a esas preguntas:

- Si usted sufre, en forma leve, sólo *uno* de los síntomas de la diabetes elija una receta "simple".
- Si sufre únicamente *uno* de los síntomas, pero en forma aguda, elija entre las recetas "especiales" cualquiera que incluya *una* sola hierba.
- Si sufre sólo *uno* de los síntomas, pero en forma *muy* aguda, elija una receta "especial" que contenga *dos* hierbas.
- Si sufre dos o más de los síntomas, ya sea en forma leve, aguda o muy aguda, elija una receta "especial" que contenga *varias* hierbas. (Ejemplos: recetas 3, 7, 9).

Sólo tenga en cuenta, en *todos* los casos, la cantidad de hierbas que contiene cada receta. No se guíe por el número de tazas que hay que tomar al día ni por la duración del tratamiento.

Cumpla estrictamente con las instrucciones que acompañan a cada receta.

Si un tratamiento dura más tiempo que otro no es por eso más efectivo. Del mismo modo, una receta no es "mejor" ni más eficaz porque exija tomar más tazas diarias. La potencia de cada receta depende de la cantidad de hierbas, de su combinación y, por supuesto, de cuáles sean esas hierbas. De tal manera, guíese sólo por las instrucciones que aconsejan, según los casos, recetas que tienen pocas o varias hierbas, y no por otra cosa.

Obviamente, y como consecuencia de lo anterior, queda claro que para padecimientos muy agudos y rebeldes siempre es preferible la receta que tenga *más* hierbas, independientemente del número de tazas diarias y del tiempo de duración de la cura.

Diez reglas básicas para la prevención y cura natural de la diabetes

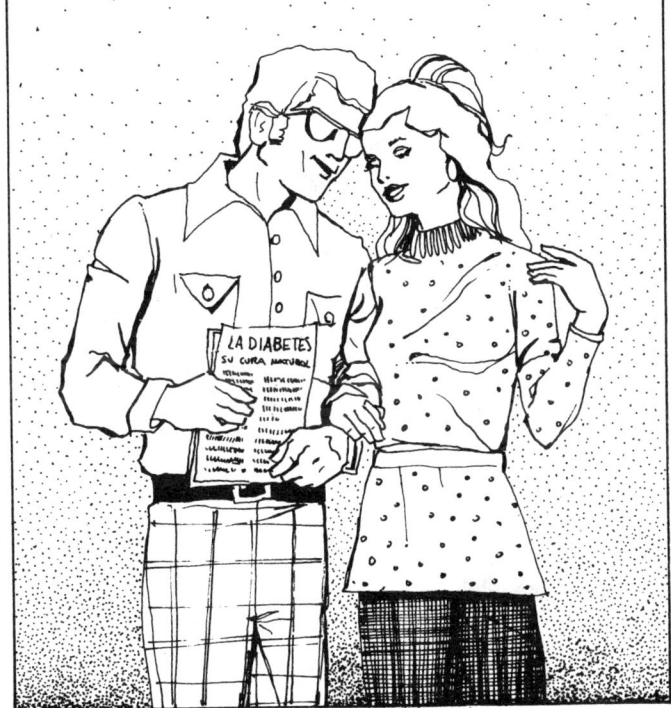

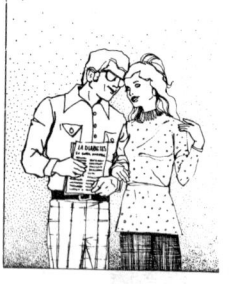

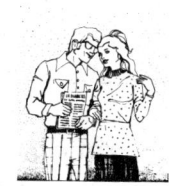

Las recetas y los tratamientos citados en el capítulo anterior tienen que ser complementados con otras medidas de prevención y cura. Esas medidas están sintetizadas en 10 reglas básicas recomendadas por la medicina natural. Esas reglas, producto de muchos años de práctica y de experiencia, son las siguientes:

1) *Aliméntese correcta y sanamente*

No consuma alimentos ricos en hidratos de carbono y elimine de su dieta los refrescos y todos los productos que contienen azúcar refinada.

Prefiera los jugos de frutas, las frutas frescas, las ensaladas de verdura crudas y, en general, todos los alimentos naturales.

No coma más de 200 gramos diarios de carne y evite las frituras y las comidas muy condimentadas.

Consuma mucha miel para endulzar los alimentos. Reduzca el porcentaje de sal que incluye en sus comidas y abandone el té, el café, el café con leche y los productos envasados.

Beba alcohol moderadamente (dos o tres copas al día, como máximo). No coma más de cuatro huevos a la semana y fume lo menos posible.

Desayune frugalmente (con jugos de frutas y frutas frescas) y elimine en lo posible las grasas.

2) *No haga una vida sedentaria*

No limite su actividad diaria a trabajar y mirar televisión. Camine, haga ejercicios y practique deportes. Eso le ayudará a eliminar y "quemar" los excedentes de hidratos de carbono y azúcar que pueden acumularse en su sangre y provocarle diabetes.

3) *Vigile su peso*

El exceso de peso culmina en obesidad y la obesidad produce diabetes. En otro libro de esta colección *(Obesidad: su cura natural,* de Tom Hanson) encontrará recomendaciones muy útiles para prevenir la obesidad. Mientras tanto, sepa que según sea su constitución y su talla usted debe pesar determinada cantidad de kilos y no más, y que lo que pese estará relacionado con la cantidad de calorías que consuma. Usted necesita un máximo de

3,000 calorías diarias, y si excede esa cantidad subirá de peso.

Para no engordar, debe consumir alimentos que no le aporten más calorías que las que necesita, y para eso debe saber cuántas calorías producen los alimentos de uso más común. Si no lo sabe, consulte la lista incluida en los capítulos siguientes. En este libro le proporciono también una lista de los pesos ideales para hombres y mujeres adultos. Estudie ambas listas y sabrá a qué atenerse para evitar la obesidad.

4) *Sométase a exámenes de orina*

La presencia de azúcar en la sangre es síntoma de diabetes. Hágase exámenes de orina cada tres o cuatro meses y así podrá detectar cualquier indicio, por mínimo que sea, del proceso que puede culminar con la diabetes.

5) *Evite las bebidas ricas en azúcar*

Las más perniciosas de esas bebidas son los refrescos de cola, todas las gaseosas, la cerveza y la mayoría de los vinos blancos.

6) *No coma fuera de su casa*

Evite en lo posible comer en fiestas y restaurantes. Si come fuera de su casa, lo más probable es que consuma alimentos que contengan elementos que favorecen el desarrollo de la diabetes. Sólo comiendo en su propia casa podrá asegurarse una dieta adecuada y sana.

7) *Controle el funcionamiento de su hígado y riñones*

Cualquier alteración del funcionamiento de esos órganos puede provocar diabetes. Consulte a su médico con regularidad y evitará ese peligro.

8) *Cuide su vista*

La pérdida de visión o cualquier otra anormalidad que afecte a sus ojos constituyen muchas veces síntomas de diabetes. Hágase revisar periódicamente por un oculista.

9) *No se automedique*

Es muy común que las personas ingieran, sin consultar antes a un médico, fármacos para combatir males menores como los catarros, fiebre, tos, infecciones, etcétera. No haga eso, porque la mayoría de esos medicamentos contienen azúcar. Sólo un médico puede indicarle qué medicamento tomar y en qué dosis.

10) *Sustituya la leche por yogur.*

La leche contiene sustancias grasas que provocan y agravan la diabetes. El yogur no lo expone a ese riesgo.

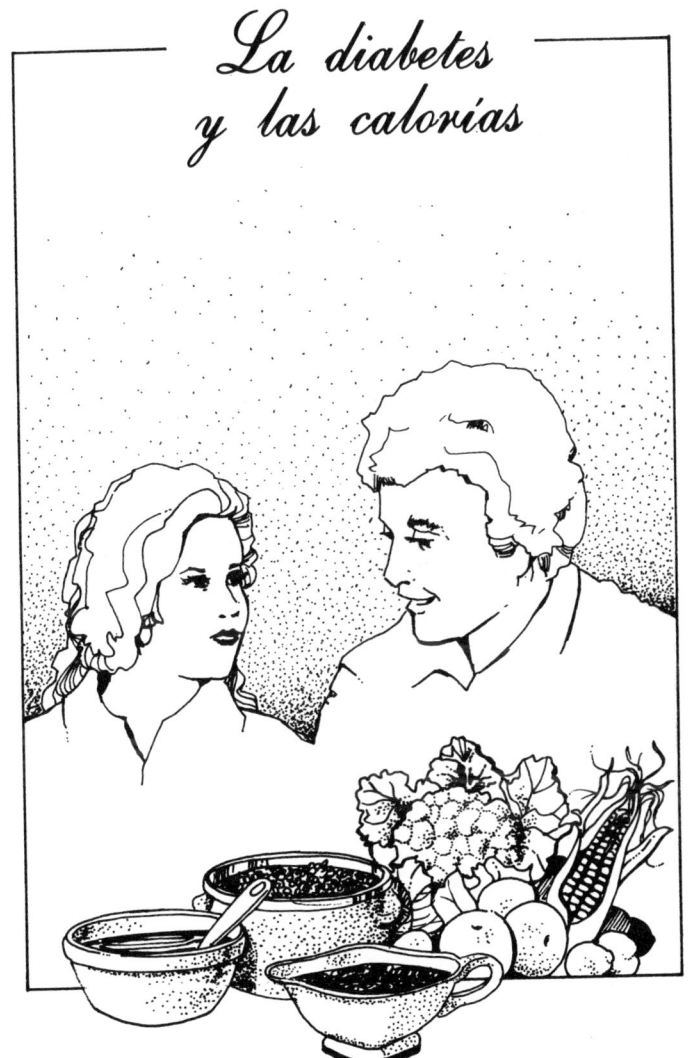

La diabetes y las calorías

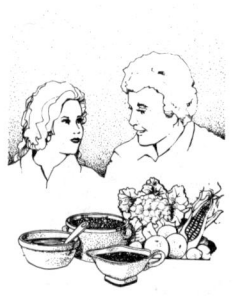

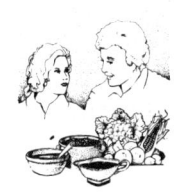

*Y*a vimos en el capítulo anterior que una de las maneras de evitar la diabetes es controlar el peso. Si usted aumenta excesivamente de peso se convertirá en un obeso, y la obesidad provoca diabetes.

Para no subir de peso es necesario no ingerir más de 3,000 calorías diarias y, en lo posible, un máximo de 2,500 al día. Para no superar esas cifras consulte la lista que se adjunta seguidamente, en la cual se informa acerca del número de calorías que produce una dosis normal de cada uno de los nutrientes de uso más generalizado:

Alimento	**Calorías**
Aceite de maíz (una cucharada)	125
Aceites vegetales (una cucharada)	125
Aceitunas negras (10 piezas)	120
Aceitunas verdes (10 piezas)	70
Acelgas (porción de una taza)	45
Agua mineral (un vaso)	0
Aguacate, palta (una pieza)	167
Ajo (un diente)	9
Almejas (seis piezas)	135
Almejas cocidas (seis piezas)	75
Almendras (12 piezas)	90
Almíbar (una cucharada)	57
Apio (tres tallos)	13
Apio cocido (tres tallos)	16
Arroz cocido (una taza)	80

Alimento	Calorías
Atún en aceite (100 grs.)	198
Avena cocida en leche (una taza)	150
Azúcar blanca y morena (una cucharada)	48
Bacalao seco (100 grs.)	375
Bacalao cocido (100 grs.)	175
Betabel cocido (una taza)	21
Bistec de res (100 grs.)	218
Cacahuate tostado (una taza)	750
Calabacitas (una taza)	30
Calamares (100 grs.)	60
Camarones frescos (100 grs.)	10
Camarones fritos (100 grs.)	175
Camotes cocidos (100 grs.)	114
Cangrejos (100 grs.)	100
Caramelos (100 grs.)	395
Carne de res asada (100 grs.)	345
Carne molida cocida (100 grs.)	290
Carne seca (100 grs.)	203
Carpa (100 grs.)	115
Cebada (1 taza)	220
Cebollas (1 med.)	29
Cebollas cocidas (1 med.)	25
Cerdo al horno (100 grs.)	365
Cerdo, chuletas (100 grs.)	225

Alimento	Calorías
Cereal de arroz (1 taza)	75
Cereal de centeno (1 taza)	90
Cereal de trigo (1 taza)	105
Cerezas (½ taza)	40
Ciruelas maduras (3 pzas.)	75
Ciruela pasa (8 pzas.)	295
Coco rallado (1 taza)	175
Cocoa en polvo (½ taza)	118
Col cocida (1 taza)	27
Col cruda (1 taza)	32
Coles de Bruselas (1 taza)	45
Coliflor (1 taza)	15
Coliflor cocida (1 taza)	15
Consomé de pollo (1 taza)*	82
Consomé de res (1 taza)**	30
Crema de champiñones (1 taza)	135
Crema de leche (½ taza)	250
Chabacanos (3 pzas).	50
Champaña (1 copa)	8
Chicle endulzado (1 oblea)	10
Chícharos cocidos (1 taza)	160
Chiles crudos (¼ taza)	25

* Sin la carne.
** Sin la carne.

Alimento	Calorías
Chocolate amargo (1 tablilla)	150
Chocolate dulce (1 tablilla)	166
Chocolate con leche (1 taza)	178
Chuleta de carnero (100 grs.)	360
Dátiles (100 pzas.)	300
Diente de león (1 taza)	45
Donas azucaradas (1 pza.)	180
Dulces (½ taza)	100
Duraznos (1 pza.)	38
Duraznos en almíbar (1 taza)	182
Duraznos secos	250
Espárragos (10 puntas)	21
Espinaca (una taza)	26
Espinacas cocidas (una taza)	22
Flan con leche (porción)	120
Frambuesas (una taza)	70
Fresas (100 gramos)	42
Fresas con crema (una taza)	290
Fresa en mermelada (una cucharada)	21
Frijoles cocidos (una taza)	180
Galletas de harina blanca (dos piezas)	320
Galletas de harina integral	22
Galletas de soda	32
Galletas dulces	112
Garbanzos (una taza)	720

Alimento	**Calorías**
Gelatina (una taza)	89
Germen de trigo	365
Germinados de alfalfa (una taza)	26
Germinados de soya (una taza)	35
Germinados de trigo (una taza)	35
Grosellas (100 gramos)	15
Guayaba (una porción)	60
Harina blanca de trigo (una taza)	264
Harina integral de trigo (una taza)	320
Harina integral de maíz (una taza)	100
Harina integral de soya (una taza)	280
Harina integral de centeno (una taza)	410
Helados (una porción)	300
Hígado de pollo cocido (100 grs.)	162
Hígado de cerdo frito (100 grs.)	245
Hígado de res frito	220
Hígado de ternera cocido (100 grs.)	195
Higos (dos porciones)	80
Hongos frescos (una taza)	56
Hongos cocidos (una taza)	35
Hot cakes (una porción)	68
Huevos cocidos	72
Huevos fritos o revueltos (1 med.)	110
Jaibas (100 grs.)	100
Jamón (100 grs.)	340

Alimento	Calorías
Jamón endiablado (100 grs.)	320
Jerez seco (1 copa)	16
Jerez dulce (1 copa)	35
Jitomate (1 med.)	24
Los 11 jugos siguientes naturales y sin azúcar ni miel:	
Jugo de ciruela (1 vaso)	90
Jugo de lima (1 vaso)	15
Jugo de limón (¼ vaso)	12
Jugo de mandarina (1 vaso)	82
Jugo de manzana (1 vaso)	95
Jugo de naranja (1 vaso)	80
Jugo de piña (1 vaso)	110
Jugo de tomate (1 vaso)	38
Jugo de toronja (1 vaso)	75
Jugo de uva (1 vaso)	170
Jugo de zanahoria (1 vaso)	70
Langosta (100 grs.)	95
Lecitina granular (1 cuch.)	68
Lecitina líquida (1 cuch.)	25
Leche de cabra (1 vaso)	130
Leche de soya (1 vaso)	70
Leche de vaca (1 vaso)	156
Leche descremada de vaca (1 vaso)	79
Leche en polvo (3 cuch.)	120

Alimento	Calorías
Lechuga (½, chica)	26
Lengua de res (100 grs.)	240
Lenguado (100 grs.)	200
Lentejas (1 taza)	210
Levadura de cerveza (1 cuch.)	22
Limas (1 pza.)	14
Limonada endulzada (1 vaso)	110
Limones (1 med.)	27
Macarrones (½ taza)	50
Maizena (½ taza)	90
Malvaviscos -"bombones"- (100 grs.)	365
Mandarinas (1 med.)	46
Mangos (1 med.)	65
Manteca de puerco (1 cuch.)	130
Mantequilla (1 cuch.)	100
Mantequilla de cacahuate (1 cuch.)	43
Manzana (1 med.)	70
Manzana -puré- (½ taza)	42
Margarina (1 cuch.)	100
Mayonesa (1 cuch.)	95
Melaza de caña (1 cuch.)	54
Melón (1 reb. chica)	30
Maíz en grano (una taza)	130
Miel de abeja (una cucharada)	62
Nuez brasileña (tres piezas)	354

Alimento	Calorías
Nuez de la India (tres piezas)	240
Nuez de Castilla (tres piezas)	150
Ostiones (una porción)	66
Palomitas de maíz (100 gramos)	110
Pan blanco (una rebanada)	38
Pan integral (una rebanada)	60
Papas fritas (una medida)	142
Papas cocidas (una porción)	65
Papas al horno (una porción)	92
Papas en puré (una taza)	115
Papaya (100 gramos)	80
Pastel (una rebanada)	264
Pay de frutas (una rebanada)	223
Paté de hígado (100 grs.)	263
Paté cocido (100 grs.)	166
Pavo cocido (100 grs.)	190
Peras (una porción)	63
Peras en almíbar (una porción)	68
Pepino (uno, mediano)	10
Pescado (100 grs.) según clase	160 a 185
Perejil (una cucharada)	1
Pierna de carnero (100 grs.)	265
Pierna de cerdo (100 grs.)	325
Pimientos (una porción)	5
Piña (una rebanada)	100

Alimento	Calorías
Piña en almíbar (100 grs.)	118
Pizza (una porción)	185
Plátanos (uno chico)	85
Pollo asado (100 grs.)	218
Pulpo (100 grs.)	19
Queso camembert (100 grs.)	240
Queso cheddar (100 grs.)	112
Queso crema (100 grs.)	112
Queso fresco (100 grs.)	70
Queso gruyere (100 grs.)	300
Queso parmesano (100 grs.)	380
Queso roquefort (100 grs.)	112
Rábanos (1 med.)	3
Riñones de res (100 grs.)	106
Riñones de puerco (100 grs.)	135
Rosbif (100 grs.)	454
Salami (100 grs.)	350
Salchichas (100 grs.)	380
Salchichas Viena (100 grs.)	185
Salmón (100 grs.)	210
Salsa picante (1 cuch.)	17
Salsa de soya (1 cuch.)	10
Salvado de trigo (1 taza)	100
Sandía (1 reb. med.)	45
Sardinas en salsa de tomate (100 grs.)	205

Alimento	Calorías
Sardinas en aceite (100 grs.)	245
Semillas de ajonjolí (1 cuch.)	24
Semillas de calabaza (¼ taza)	27
Semillas de girasol (1 cuch.)	24
Sidra (1 vaso)	115
Sopa de chícharos (1 taza)	130
Sopa de ostiones (1 taza)	180
Sopa de pasta (1 taza)	54
Sopa de pasta con pollo (1 taza)	65
Sopa de verduras (1 taza)	80
Espagueti (1 taza)	162
Ternera (100 gramos)	220
Tocino (100 grs.)	542
Toronja (½ chica)	40
Tortillas (1 pza.)	50
Truchas (100 grs.)	135
Uvas (1 taza)	63
Vinagre (1 cuch.)	5
Vino blanco (1 copa)	15
Vino rojo o rosado (1 copa)	15
Yogurt (1 vaso)*	60
Zanahoria (1 med.)	12
Zanahoria cocida (1 taza)	10
Zarzamoras (1 taza)	66

* Sin endulzar

La lista que acaba de leer contiene alimentos necesarios para su organismo, pues cada uno de ellos le proporciona elementos vitales, como vitaminas, minerales y proteínas, entre otros. Por lo tanto, usted no debe eliminarlos de su dieta. Lo que debe hacer es consumirlos en volúmenes que no le aporten más calorías de las que necesita. Eso le permitirá no subir de peso, le protegerá contra la obesidad y, por lo tanto, le alejará del riesgo, muchas veces mortal, de contraer diabetes.

La diabetes y su peso

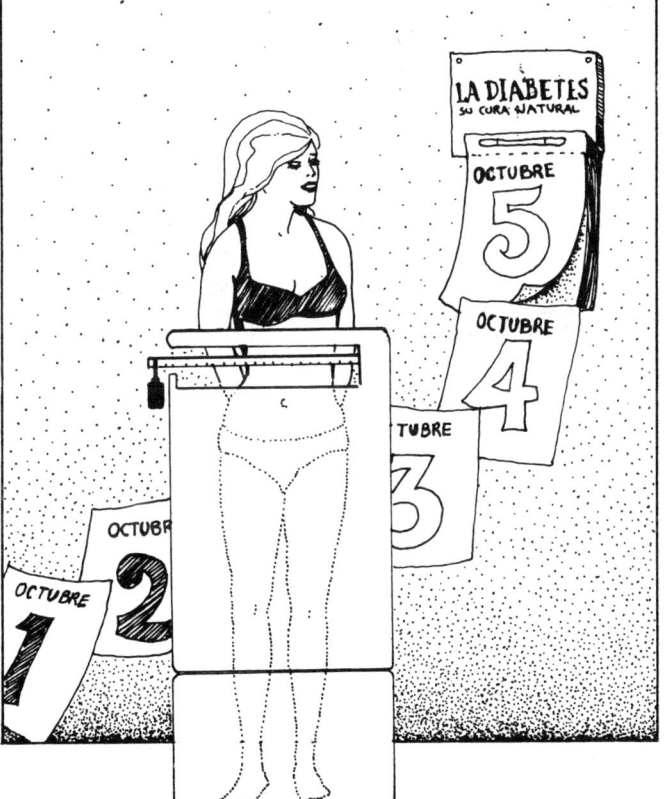

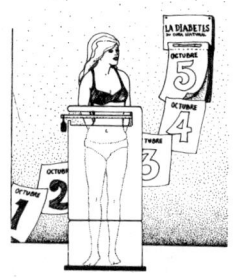

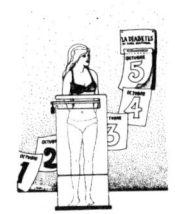

$\mathscr{Y}$a vimos en los capítulos anteriores la relación que existe entre las calorías, el peso ideal y la diabetes. Como conclusión puede decirse que si usted se mantiene en su peso ideal eliminará buena parte de las causas que generan diabetes. Eso es así por estas causas:

- No acumulará en su organismo grasas ni hidratos de carbono, que constituyen factores de diabetes.
- No se concentrarán en su organismo volúmenes excesivos de azúcar, producidos por los hidratos de carbono.
- Su hígado funcionará correctamente, al igual que sus riñones. La obesidad afecta al hígado y a los riñones y cuando eso sucede se amplían las posibilidades de contraer diabetes, pues esos órganos al ser afectados no pueden cumplir correctamente con sus funciones de transformación de los alimentos y de eliminación del excedente de nutrientes consumidos. Y esto, como ya se vio, crea condiciones favorables a la diabetes.

De tal manera, mantener el peso ideal es sin ninguna duda una forma muy eficaz de combatir la diabetes, prevenirla y derrotarla.

¿Cuál es el peso ideal de cada persona? Para responder a esa pregunta, usted tiene que tener en cuenta su talla y su constitución física. Según sea su talla y su constitución, será su peso.

¿Cómo se calcula la constitución física? Eso es muy sencillo. Si el contorno de su muñeca es inferior a los 15 centímetros, su constitución es "chica". Si está entre los 15 y 20 centímetros, es "mediana" y si va más allá de los 20, es "grande". Calcule pues su constitución y teniendo en cuenta también su talla, busque su peso ideal en la lista que va a continuación. En la lista encontrará dos columnas de pesos: la primera indica su peso mínimo aceptable y la segunda su peso máximo tolerable.

PESO IDEAL ADULTOS

Mujeres

Talla m.	Constitución Chica	Constitución Mediana	Constitución Grande
1.47	41.5—44.9	43.6—49.0	47.2—54.4
1.48	41.9—45.5	44.1—49.5	47.7—55.0
1.49	42.4—46.0	44.6—50.1	48.3—55.5

Talla m.	Constitución Chica	Constitución Mediana	Constitución Grande
1.50	42.9—46.5	45.2—50.6	48.8—56.1
1.51	43.4—47.1	45.7—51.1	49.3—56.6
1.52	43.9—47.6	46.2—51.8	49.8—57.1
1.53	44.5—48.1	46.7—52.2	50.4—57.6
1.54	45.0—48.7	47.3—52.8	50.9—58.2
1.55	45.6—49.2	47.8—53.3	51.5—58.7
1.56	46.1—49.7	48.4—53.8	52.0—59.3
1.57	46.7—50.3	48.9—54.5	52.5—60.0
1.58	47.2—50.8	49.5—55.3	53.1—60.7
1.59	47.7—51.4	50.0—56.0	53.7—61.4
1.60	48.3—51.9	50.5—56.7	54.4—62.2
1.61	48.8—52.4	51.1—57.4	55.2—62.9
1.62	49.3—53.1	51.8—58.3	55.8—63.6
1.63	49.9—53.8	52.5—59.2	56.6—64.3
1.64	50.5—54.5	53.2—60.0	57.3—65.0
1.65	51.2—55.3	53.9—60.7	58.0—65.7
1.66	51.9—56.0	54.6—61.4	58.7—66.4
1.67	52.6—56.7	55.3—62.1	59.4—57.1
1.68	53.3—57.4	56.0—62.8	60.1—67.8
1.69	54.0—58.1	56.8—63.6	60.8—68.6
1.70	54.8—58.8	57.5—64.3	61.6—69.3
1.71	55.5—59.5	58.2—65.0	62.3—70.0
1.72	56.2—60.4	58.9—65.7	63.0—70.8
1.73	56.9—61.3	59.6—66.3	63.7—71.7
1.74	57.6—62.1	60.3—67.1	64.4—72,6
1.75	58.3—62.9	61.0—67.8	65.1—73.5
1.76	59.0—63.6	61.8—68.6	65.8—74.4
1.77	59.8—64.3	62.5—69.3	66.6—75.3

Talla m.	Constitución Chica	Constitución Mediana	Constitución Grande
1.78	60.5—65.0	63.2—70.0	67.3—76.2
1.79	61.2—65.7	63.9—70.7	68.0—77.1
1.80	61.9—66.4	64.6—71.4	68.7—78.0

PESO IDEAL ADULTOS

Hombres

Talla m.	Constitución Chica	Constitución Mediana	Constitución Grande
1.57	52.16—55.79	54.88—60.33	58.51—65.37
1.60	53.52—57.15	52.44—61.69	59.87—67.13
1.62	54.88—58.51	57.60—63.05	61.23—68.95
1.65	56.24—60.33	58.97—64.86	62.60—70.76
1.67	58.06—62.14	60.87—66.68	64.41—73.03
1.70	59.87—63.97	62.60—68.95	66.68—75.30
1.73	61.69—65.77	64.41—70.76	68.49—77.11
1.75	63.50—68.04	66.22—72.57	70.30—78.92
1.78	65.32—69.85	68.04—74.84	72.12—81.19
1.80	67.13—71.67	69.85—77.11	74.39—83.46
1.83	68.95—74.84	71.67—79.38	76.20—85.73
1.85	69.85—75.75	73.48—81.64	78-47—88.00
1.88	72.57—77.11	75.75—83.91	80.74—90.27

Cuatrocientos aliados y enemigos de la diabetes

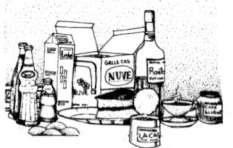

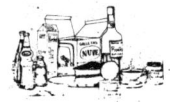

𝒯odos los alimentos pueden constituirse en aliados o en enemigos de la diabetes. Si usted los consume en cantidades exageradas, pueden provocarle esta enfermedad. En cambio, si los ingiere sólo en los porcentajes correctos fortalecerán a su organismo y, de esa manera, influirán en forma decisiva para que usted no la contraiga.

La mayoría de esos alimentos contiene grasas y carbohidratos (hidratos de carbono), elementos que, como usted ya sabe, promueven el desarrollo de la diabetes si se ingieren en cantidades excesivas. Usted no puede eliminarlas de su dieta *totalmente,* pues el organismo los necesita. Por lo tanto, lo que debe hacer es consumir la cantidad de grasas y carbohidratos que su organismo requiere, *pero no más.* De esa manera, evitará esta enfermedad.

Para no contraer diabetes usted necesita no consumir más de 70 gramos diarios de grasa y no más de 170 gramos diarios de carbohidratos. Si usted está excedido de peso, esas cantidades deben fijarse en 55 y 140 gramos, respectivamente.

Para no superar esos porcentajes usted debe conocer la cantidad de grasas y carbohidratos que hay en cada uno de los alimentos de consumo más generalizado.

La lista que va a continuación, donde incluyo casi 400 alimentos y productos de uso común, le proporciona los datos que usted necesita para regular su consumo. Consulte esta lista a diario. Los valores están dados en gramos, y corresponden a 400 gramos del alimento.

Esta es la lista:

	Grasas	Carbohidratos
CEREALES:		
Arroz	1.0	78.8
Arroz (harina)	0.6	79.7
Avena	3.1	73.8
Cebada	1.9	75.4
Cebada perla	1.1	76.2
Centeno	1.7	73.4

	Grasas	Carbohidratos
Maíz y Derivados:		
Maíz amarillo	4.8	69.6
Maíz blanco	4.7	73.0
Maíz cacahuazintle	4.7	70.8
Maíz negro	4.3	74.6
Maíz para palomitas	4.6	71.1
Harina nixtamalizada	4.5	77.4
Hojuelas	0.4	85.0
Maicena	0.2	85.6
Masa	2.2	38.5
Masa (Yucatán)	1.2	36.4
Pinole sin azúcar	6.3	75.6
Tortilla (promedio)	1.5	47.8
Tortilla (maíz negro)	2.7	54.0
Tortilla de maíz y trigo	1.5	46.6
Trigo y Derivados:		
Trigo	2.6	73.4
Galleta dulce	10.7	66.8
Galleta salada	13.2	69.7
Harina refinada	1.2	80.5
Harina 74% extracción	1.1	77.8
Harina para pan	1.6	76.5
Pan blanco	0.3	62.1
Pan de dulce	11.6	60.8
Pan de caja (enriquecido)	2.6	55.1
Pan integral	0.6	54.0

	Grasas	Carbohidratos
Pan tostado	6.5	73.8
Panqué (enriquecido)	3.8	53.2
Pastas	0.4	72.8
Pan negro	2.1	58.3

LEGUMINOSAS:

	Grasas	Carbohidratos
Alubias	2.8	58.6
Alverjón	2.0	64.2
Frijol amarillo	1.7	67.1
Frijol ayocote	1.7	68.0
Frijol azufrado	1.5	61.9
Frijol bayo gordo	1.8	58.5
Frijol blanco	2.7	52.0
Frijol garbancillo	1.7	66.4
Frijol negro	2.5	55.4
Frijol ojo de liebre	1.5	62.0
Frijol palacio	1.5	62.4
Frijol (promedio)	1.8	61.5
Frijol (harina de)	2.1	59.1
Frijol Rosita	1.6	61.4
Garbanzo	6.2	61.0
Garbanzo (harina de)	6.6	57.1
Haba seca	2.2	63.1
Ibes	0.7	59.1
Lentejas	1.6	58.7
Soya (harina de)	3.9	40.2

	Grasas	Carbohidratos
OLEAGINOSAS		
Ajonjolí	52.2	21.1
Almendras	54.6	3.9
Avellana	63.9	11.7
Castaña cruda	2.6	32.5
Cacao s/cáscara	49.5	21.1
Cacao c/cáscara	47.0	26.1
Cacao pataste	54.2	21.9
Cacahuate tostado	46.7	22.0
Coco de aceite	67.4	14.3
Girasol (semillas)	51.4	16.5
Nuez de Castilla	67.2	13.2
Piñón	61.3	16.8
Semilla de calabaza	45.8	14.4
VERDURAS		
Acelga	0.3	4.8
Aguacate	15.6	4.8
Ajo	0.3	36.2
Alcachofa	0.1	16.5
Apio	0.2	4.2
Berro	0.8	2.9
Betabel	0.2	10.9
Bledos	0.8	7.4
Berenjena	0.2	5.9
Calabacita	0.1	3.7
Hojuelas y puntas (calabaza)	0.4	3.4

	Grasas	Carbohidratos
Calabaza amarilla	0.7	4.9
Calabaza criolla	0.1	3.2
Calabaza de Castilla	0.1	7.1
Cebolla blanca	0.2	9.0
Cebolla morada	0.0	7.7
Cilantro	0.3	4.7
Col	0.1	5.4
Col morada	0.2	5.2
Coliflor	0.3	4.3
Colinabo	0.2	5.7
Chayote con espinas	0.1	6.6
Chayote sin espinas	0.1	6.3
Chícharo	0.3	25.5
Chilacayote	0.2	2.7
Chile cristalino	0.2	7.3
Chile chilaca	0.3	7.3
Chile habanero	0.8	5.3
Chile jalapeño	0.1	5.3
Chile p/rellenar	0.6	10.4
Chile largo	0.2	2.6
Chile serrano	0.4	7.2
Chile trompito	0.3	7.5
Chilillo (chile del monte)	3.8	17.0
Chile ancho (seco)	9.8	50.3
Chile cascabel (seco)	6.4	34.0
Chile chipotle (seco)	6.3	46.7
Chile guajillo (seco)	8.6	36.9
Chile morita (seco)	5.4	53.5
Chile mulato (seco)	15.2	52.3

	Grasas	Carbohidratos
Chile pasilla (seco)	19.0	35.3
Chile piquín	16.9	18.8
Ejote	0.4	3.5
Elote amarillo	1.4	32.6
Elote blanco	0.7	21.7
Espinaca	0.4	1.7
Epazote	0.2	5.3
Flor de calabaza	0.4	2.7
Flor de garambullo	0.2	8.2
Flor de maguey	0.2	7.3
Flor de yuca	0.4	6.0
Guaje verde (semilla de)	0.6	13.7
Haba verde	0.2	13.1
Hojas de nabo	1.7	10.8
Hojas de mostaza	0.4	4.8
Hojas de pata de paloma	1.5	16.9
Hojas de quelite de trapo	1.5	16.0
Hongos (promedio)	0.4	4.4
Huauzontle	0.7	12.1
Huitlacoche	0.4	6.2
Jitomate	0.1	2.4
Lechuga	0.1	4.1
Lechuga romana	0.1	2.7
Malva	0.6	3.9
Nabo	0.1	3.3
Nopales	0.3	5.6
Pápaloquelite	0.3	2.9
Pepino	0.2	2.4
Pimiento morrón rojo	0.2	5.1

	Grasas	Carbohidratos
Poro	0.0	13.2
Quelite	1.0	6.4
Quelite cenizo	0.4	4.0
Rábano chico	0.1	1.5
Rábano largo	0.3	4.3
Romeritos	0.2	4.9
Salsifí	0.2	20.6
Tomate	0.7	4.5
Verdolagas	0.3	4.9
Zanahoria	0.3	10.5
Zanahoria (jugo de)	0.5	6.4

RAICES

Camote	0.4	24.0
Camote amarillo	0.8	28.3
Malanga	0.2	26.9
Ñame	0.1	17.5
Papa (promedio)	0.1	17.5
Papa amarilla	0.1	20.9
Raíz de chayote	0.2	17.8
Yuca	0.6	28.2

FRUTAS

Anona	0.2	17.8
Caña de azúcar	0.0	17.2
Capulín	0.0	16.8
Chabacano	0.3	11.0

	Grasas	Carbohidratos
Chirimoya	0.4	14.3
Chicozapote	1.1	18.0
Ciruela amarilla	0.6	17.9
Ciruela roja	0.4	11.8
Coco (copra)	33.2	4.8
Coco (agua de)	0.0	4.7
Durazno blanco	0.2	14.0
Durazno amarillo	0.1	11.7
Fresa	0.2	5.3
Garambullo	1.0	16.3
Guanábana	1.6	6.5
Guayaba (promedio)	0.4	13.5
Guayaba blanca	0.6	12.0
Granada china	1.4	16.1
Granada roja	1.2	10.2
Higo	0.4	12.7
Jícama	0.0	7.9
Lima	0.0	5.0
Limón agrio	0.2	9.2
Limón agrio (jugo)	0.2	7.7
Limón real	0.1	7.7
Mango (promedio)	0.1	11.7
Mango de manila	0.0	11.1
Mamey	0.6	16.2
Mandarina	0.0	11.2
Manzana blanca	0.5	16.5
Marañón	0.3	8.4
Membrillo	0.5	12.1
Melón	0.1	6.3

	Grasas	Carbohidratos
Naranja	0.1	10.0
Naranja agria	0.6	13.4
Naranja cajera	0.7	11.2
Naranja (jugo)	0.3	9.3
Nanche	1.3	11.4
Papaya	0.1	6.2
Pera	0.2	15.9
Perón	0.4	15.9
Piña	0.1	8.4
Plátano dominico	0.2	24.7
Plátano macho	0.2	34.4
Plátano manzano	0.6	24.2
Plátano morado	0.2	21.1
Plátano Tabasco	0.3	22.0
Plátano (promedio)	0.3	22.0
Pitahaya	0.6	10.4
Pomelo	0.2	8.5
Pomarrosa	0.2	16.4
Sandía	0.2	3.6
Tamarindo	0.8	64.6
Tejocote	0.6	22.0
Toronja	0.4	11.1
Tuna cardona	0.0	8.1
Uva	0.7	16.7
Zapote amarillo	0.4	20.0
Zapote blanco	0.7	16.1
Zapote borracho	1.3	36.3
Zapote negro	0.1	14.5
Zarzamora	0.6	13.2

CARNES Y VISCERAS

	Grasas	Carbohidratos
Aves		
Gallina	18.7	0.0
Guajolote (pavo)	20.2	0.0
Pato	28.6	0.0
Pollo	10.2	0.0
Hígado de pollo	7.0	1.6
Ganso de crianza	31.5	0.0
Carne de paloma	22.1	0.0
Bovinos, ovinos, porcinos y derivados		
Bazo de res	1.7	0.0
Carne de cerdo	13.2	0.0
Carne de cerdo grasosa	23.7	0.0
Carne de res gorda	25.4	0.0
Carne de res magra	2.4	0.0
Carne de res seca salada	4.5	0.0
Carne de carnero grasosa	25.0	0.0
Carne de carnero semigrasosa	19.4	0.0
Carne de carnero magra	6.1	0.0
Cecina (de cerdo)	6.5	0.8
Cecina de res (fresca salada)	5.6	0.0
Corazón de res	3.4	3.0
Chicharrón	39.0	0.0
Chorizo	36.6	0.0
Hígado de cerdo	5.4	2.5
Hígado de res	4.0	3.1
Jamón (semigrasos)	26.0	0.6

	Grasas	Carbohidratos
Lengua de res	13.2	0.9
Longaniza	11.7	0.0
Menudo de res	13.5	0.0
Moronga	12.9	2.1
Patas de cerdo	22.0	0.0
Patas de res	2.9	1.1
Pulmón de res	2.0	0.3
Queso de puerco	37.0	—
Riñón de res	5.0	1.8
Riñón de carnero	3.2	0.8
Tripas de res	19.1	0.0
Ubre	18.7	0.0
Otras:		
Armadillo	5.4	0.0
Conejo	8.0	0.0
Iguana	0.9	0.0
Venado (asado)	2.2	0.0
Carne de liebre	5.0	0.0
Gusano de maguey	13.6	0.0
Ahuahuate	3.4	0.0

Pescados y Mariscos

	Grasas	Carbohidratos
Acociles	1.3	2.7
Atún enlatado c/jitomate	0.8	0.0
Atún enlatado (en aceite)	20.5	0.0
Boquerón	2.2	0.0
Pescado seco (tipo bacalao)	2.8	0.0
Calamar (fresco)	0.9	0.0

	Grasas	Carbohidratos
Carpa	3.1	0.0
Cabrilla	0.1	0.0
Cazón (filete)	0.2	0.0
Camarón (fresco crudo)	0.2	2.5
Camarón (seco salado)	2.2	1.0
Camarón (cocido)	1.2	0.0
Corvina	1.2	0.0
Charal fresco	5.9	2.9
Charal seco	3.9	0.0
Hueva de pescado	3.8	2.6
Jaiba cocida	0.4	2.0
Langosta cruda	1.9	0.5
Mojarra	2.7	0.0
Ostiones s/concha	0.7	2.8
Pescado bagre	16.8	1.3
Pescado bonito	4.2	0.0
Pescado cherna	0.2	0.0
Pescado guachinango	0.6	0.0
Pescado lisa	1.1	0.0
Pescado mero	0.1	0.0
Pescado pargo	2.1	0.0
Pescado robalo	1.0	0.0
Pescado seco (entero, t/charal)	3.0	0.0
Pescado sierra	3.4	1.1
Pulpo crudo	0.3	0.0
Salmón (enlatado)	9.0	0.0
Sardina (en aceite)	24.4	0.6
Sardina (en jitomate)	12.2	1.7

	Grasas	Carbohidratos
Trucha (fresca)	1.0	0.0
Tortuga (fresca)	0.5	0.0

LECHE Y DERIVADOS

	Grasas	Carbohidratos
Leche fresca de vaca	3.4	3.5
Leche hervida de vaca	3.8	3.9
Leche fresca de cabra	4.1	6.1
Leche condensada	8.1	55.7
Leche descremada (polvo)	1.5	47.2
Leche evaporada	6.7	12.2
Leche entera (polvo)	26.0	38.9
Leche maternizada (polvo)	27.0	55.1
Leche de burra	1.2	6.5
Leche materna	4.0	6.8
Crema 20%	20.0	4.0
Crema 40%	36.6	2.1
Queso amarillo	26.0	2.5
Queso añejo	30.5	—
Queso fresco de cabra	10.3	—
Queso fresco de vaca	7.0	5.0
Queso Chihuahua	37.0	1.9
Queso Oaxaca	22.0	3.0
Queso holandés	26.0	—
Queso semiblanco (oreado)	3.0	2.5
Requesón	2.9	3.0

	Grasas	Carbohidratos
HUEVO		
Entero (fresco)	9.8	2.7
Entero (en polvo)	42.0	2.5
Clara	0.2	1.0
Yema	29.2	2.0
Huevo de tortuga	6.3	0.9
Huevo de iguana	15.2	4.3
Huevo de pata	14.2	2.7
GRASAS		
Aceite	100.0	0.0
Manteca de cerdo	99.4	0.0
Mantequilla (sin sal)	84.0	0.0
Margarina	81.0	0.4
AZUCARES Y MIELES		
Azúcar refinada	0.0	99.1
Piloncillo	0.5	90.6
Miel de abeja	0.0	78.0
Miel de caña	0.2	72.6
BEBIDAS		
Aguamiel	0.0	5.3
Cerveza	0.0	5.1
Horchata (de arroz)	0.1	7.9

	Grasas	Carbohidratos
Cebada (agua fresca)	0.0	6.0
Coco (leche de)	0.1	4.1
Pulque	—	1.1
Refresco	0.0	12.5
Vino dest.	0.0	0.0

ALIMENTOS INDUSTRIALIZADOS

Aceitunas	25.0	4.3
Cocoa	4.2	58.4
Ciruela pasa	0.3	76.0
Champiñones	0.1	6.9
Chícharo (enlatado)	0.4	20.1
Chile chipotle (enlatado)	4.0	3.5
Chile jalapeño (en escabeche)	3.8	1.9
Chile jalapeño (rajas)	0.4	3.3
Chile serrano (en escabeche)	1.7	5.3
Chocolate c/azúcar	16.8	75.1
Chocolate s/azúcar	38.7	40.6
Chocomilk	16.5	48.0
Dátiles (secos s/hueso)	0.3	27.3
Duraznos (en almíbar s/hueso)	0.1	33.2
Fresa (en almíbar)	0.5	8.3
Gelatina de agua	0.0	15.0
Grenetina (en polvo)	0.1	0.0
Helado	5.9	17.2
Jalea (promedio)	0.1	80.3
Jitomate (jugo)	0.3	5.4

	Grasas	Carbohidratos
Jitomate (puré)	0.1	10.1
Jitomate (salsa)	0.3	10.1
Mango (enlatado)	0.2	24.6
Manzana (almíbar)	0.1	63.0
Manzana (mermelada)	0.1	57.4
Mermelada (promedio)	0.3	70.8
Manzana (jugo)	0.0	13.8
Mayonesa	78.1	3.0
Nieve (de frutas)	0.2	24.2
Naranja (mermelada)	0.4	57.4
Pasas (s/semilla)	3.3	77.0
Piña (almíbar)	0.2	29.8
Piña (jugo)	0.1	13.9
Queso de tuna	—	79.0
Salchicha	14.0	0.0
Toronja (jugo enlatado)	0.1	12.1
Uva (jugo)	0.0	17.3

Tenga siempre a la vista la lista que acaba de leer. Ella es su mejor aliada en la lucha contra la diabetes.

Las causas ocultas de la diabetes

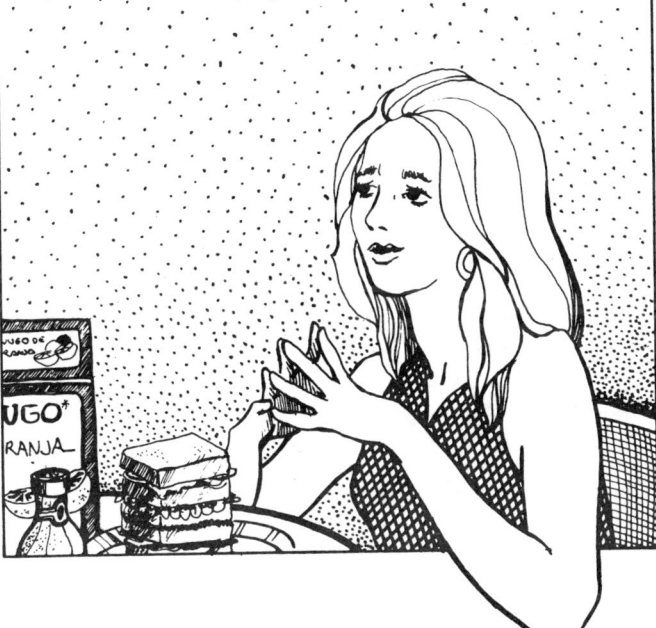

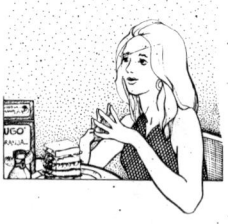

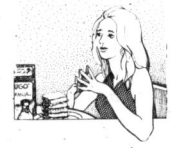

𝒯al como hemos visto en este libro, la diabetes puede ser prevenida y curada fácilmente. Si usted come sólo lo que necesita comer, hace una vida sana y confía en los alimentos y remedios naturales, derrotará a la diabetes.

Aunque eso es muy simple de comprender, no todas las personas lo entienden. Algunas de ellas piensan que disfrutan de un organismo indestructible y otras echan en saco roto los consejos que podrían beneficiarlas. Por eso hay tantos diabéticos en el mundo.

Eso es particularmente grave si se tiene en cuenta el cúmulo de riesgos, algunos de ellos mortales, que acarrea la diabetes. Por eso quiero subrayar aquí algunas de las más graves consecuencias de la diabetes, para que usted cobre conciencia exacta de que se está suicidando lentamente si no hace lo que debe hacer para prevenir la diabetes.

Esas consecuencias son las siguientes:

1) Los hijos de padres diabéticos son más propensos que otros a esa enfermedad. Por esa razón, si usted se convierte en diabético puede estar hipotecando la salud de sus hijos.

2) Uno de cada seis obesos contrae diabetes.

3) Algunas mujeres diabéticas no pue-

den tener hijos como consecuencia de los trastornos provocados por la acumulación excesiva de azúcar en el organismo.

4) El diabético rinde un 40 por ciento menos que un no diabético en cualquier tipo de actividad física e intelectual. Eso hace que los diabéticos no se desempeñen adecuadamente en el trabajo y en el estudio.

5) La diabetes reduce sensiblemente las defensas orgánicas contra otras enfermedades.

6) Una diabética embarazada tiene el doble de posibilidades de perder a su hijo que una mujer no diabética.

7) Un diabético está mucho más expuesto a los traumatismos y a la ceguera que el resto de las personas.

8) Los desmayos que provoca la diabetes son los culpables de dos de cada 100 muertes originadas en caídas, golpes, choques automovilísticos y otros accidentes producidos a causa de desvanecimientos repentinos.

9) Los diabéticos sufren más problemas musculares que la mayoría de las otras personas.

10) La diabetes crea condiciones favorables a la tuberculosis pulmonar.

11) La diabetes avanzada puede ocasionar problemas nerviosos y afecciones mentales particularmente graves.

12) El diabético no sólo puede perder la sensibilidad táctil sino también la capacidad de percibir formas y volúmenes.

Creo que todo esto, unido a lo que ya se ha visto en los capítulos anteriores, es más que suficiente para que usted observe las reglas de vida sana que contribuyen a evitar la diabetes y a derrotarla.

No quiero abundar aquí sobre esas reglas, porque ya hablé de ellas extensamente. Pretendo sí, subrayar un aspecto esencial que no siempre se tiene en cuenta y que tiene que ver con la necesaria modificación de ciertos hábitos que conducen faltamente a contraer enfermedades tan peligrosas como la diabetes.

Esos hábitos, algunos de los cuales ya hemos mencionado, son los que definen la conducta individual y social de muchas personas en materia tan decisiva como la alimentación, pero que, más allá de eso, definen también los criterios básicos que cada una de esas personas eligen como fundamentos de su existencia y de su actitud ante la vida.

Todos, por supuesto, buscamos la felicidad y el bienestar, pero lo esencial de esa búsqueda está en definir en qué consiste el bienestar y la felicidad. Más allá de los puntos acerca de los cuales todos podemos estar de acuerdo, queda claro que la felicidad y el bienestar no se mide exclusivamente en función de cuestiones de tipo material. De la misma forma en que un hombre gordo no es un hombre bien alimentado, por más que coma mucho, una persona que disfrute de abundantes bienes materiales no es, por eso, necesariamente, una persona feliz. La búsqueda de lo material puede convertirse, cuando se manifiesta en forma obsesiva, en un camino que conduce a las antípodas de la felicidad. La persona preocupada casi exclusivamente por la posesión de bienes materiales sufre frecuentemente tensiones que le impiden, paradójicamente, disfrutar en forma plena de los bienes que ha logrado obtener. El esfuerzo que realiza para conquistar esos bienes supera, en la mayoría de los casos, la capacidad de resistencia psicológica y física común a la abrumadora mayoría de los seres humanos, y eso se refleja en tensiones nerviosas que enturbian la felicidad que se cree haber alcanzado. Cuando, por otra parte, ese esfuerzo no culmina positivamente y a pesar de él no se obtiene lo que se persigue, se produce un estado de insatisfacción que también genera hondas tensiones y graves desequilibrios nerviosos. En uno u otro caso, la mayoría de las personas tiende a "ahogar" esas tensiones en alcohol o en comida, según han demostrado los psicólogos más brillantes de la época contemporánea. Para millones de seres humanos, comer excesivamente o beber más licor del que puede soportar el organismo, son procedimientos a través de los cuales procuran, inconscientemente, sofocar, atemperar o disminuir la inquietud y el desasosiego internos que provocan las tensiones originadas por el esfuerzo desmedido y la insatisfacción. De esa manera, la comida y el alcohol se erigen en elementos estimulantes, con los cuales las personas afectadas buscan reponer las fuerzas perdidas en esfuerzos que están por encima de su límite de resistencia, o en satisfactores que aparentemente compensan la frustrada desilusión provocada por los fracasos cosechados en la búsqueda de bienes materiales. Pero, paralelamente, tanto la comida como el licor se convierten también, en estos casos, en fuentes generadoras de trastornos orgánicos y enfermedades que pueden llegar a ser mortales. Entre esas enfermedades, una de las más comunes es la diabetes.

Ernest Bolling, un médico norteamericano que ha estudiado profundamente este fenómeno, dice al respecto:

"La lucha contra la diabetes ha dejado de ser un problema exclusivamente médico para convertirse en una cuestión que incumbe por igual a los médicos, los sociólogos y los psiquiatras. La ilusión contemporánea más compartida quiere hacernos creer que la felicidad consiste en lograr una posición social y un nivel de bienestar material muy altos, y eso está provocando más diabéticos, reumáticos y hepáticos de los que muchos creen. Un hombre asediado por las tensiones originadas en la búsqueda irracional de bienes materiales, come y bebe más de lo conveniente, y eso pulveriza sus defensas orgánicas y lo hace fácil presa de enfermedades como la diabetes. Creo que en los tiempos que corren, una forma de evitar la diabetes es explicarle a la gente que la felicidad real está basada en la buena salud, y que la salud se puede perder cuando trabajamos más de la cuenta para conseguir un automóvil nuevo, una casa más grande o una cuenta bancaria más nutrida. Es aquí donde a mi modo de ver, entran los sociólogos y los psiquiatras. Ellos pueden hacer mucho para que la gente entienda que la diabetes, una de las enfermedades más comunes y más peligrosas de la época contemporánea, es, en muchos casos, una consecuencia de la búsqueda obsesiva de bienes materiales."

Me parece necesario reflexionar acerca de lo que dice Bolling y establecer nítidamente la relación que existe entre esa irracional búsqueda de bienes materiales y enfermedades como la diabetes. Creo que si todos reflexionáramos honradamente acerca de ello, la diabetes cobraría muchas menos víctimas de las que cobra a diario.

Por eso fue que mencioné anteriormente el problema vinculado a la necesidad de modificar ciertos hábitos y actitudes. Pienso, con Bolling, que los psiquiatras y los sociólogos pueden ayudar mucho en todo esto, pero que nadie puede ayudarnos más que nosotros mismos.

Una persona poseída por la fiebre de poseer más y más, tiene una diabetes aguda en su futuro. Eso está demostrado por las estadísticas y por los estudios socioclínicos realizados en países como Estado Unidos, Inglaterra y Alemania Occidental, naciones donde "lo material" constituye para millones de personas la mítica imagen de la felicidad. Si, como dije al principio de este capítulo, supiéramos todos que la felicidad real y el bienestar no consisten pura y exclusivamente en la posesión de bienes materiales, habría mucho menos diabéticos.

Pienso que este es un aspecto muy importante. Mi experiencia de muchos años me ha demostrado que estas que podríamos llamar "las causas ocultas de la diabetes" tienen una gran incidencia en el desarrollo y la multiplicación de esta enfermedad. Por esa razón creo que hay que tenerlas en cuenta, estudiarlas y enfrentarlas en todos los campos.

Ya hemos visto que la alimentación inadecuada o excesiva puede provocar diabetes, y en este capítulo quise desentrañar algunas de las razones por las cuales la gente come o bebe demasiado. Por supuesto, las mencionadas no son las únicas razones, pero están entre las más comunes. Y diría más: ocupan lugar destacado entre los motivos por los cuales millones de hombres y mujeres de todo el mundo consumen más alimentos de los necesarios.

No pretendo hacer aquí un estudio sociológico, pero es importante que usted comprenda la relación que existe entre su comportamiento individual y social y la diabetes. Creo que en ese sentido la cita de Bolling es muy ilustrativa. Medite sobre lo que él dice y quizá encuentre la causa de muchos de sus problemas, entre los que puede estar la diabetes.

En el invierno pasado una señora muy obesa vino a visitarme y me pidió un régimen para adelgazar. Tenía una diabetes incipiente y yo le recomendé un tratamiento que surtió efecto muy relativo. Preocupado por eso, le hice algunas preguntas y comprendí que ella y su esposo estaban comiendo más de lo necesario por la sencilla razón de que se encontraban asediados por tensiones y preocupaciones muy agudas. Les recomendé un psicólogo y en muy poco tiempo ellos lograron superar sus problemas. Paralelamente, la diabetes esbozada en la señora, desapareció.

Podría poner aquí muchos ejemplos idénticos o similares. Creo que este problema afecta a mucha más gente de la que se piensa y que innumerables diabéticos en potencia se harían un gran favor a sí mismos si reflexionaran acerca de la forma en que viven. Eso podría ayudarlos a mantenerse saludables y a evitar la enfermedad.

Sobre este asunto hay estadísticas sorprendentes. Un estudio realizado por Bolling entre sus pacientes demostró que por lo menos tres de cada 10 de las personas que atendía por problemas de obesidad y diabetes comían más de lo aconsejable porque las tensiones y las preocupaciones los empujaban a hacerlo. Otros especialistas han llegado a conclusiones similares y yo mismo he podido comprobar que eso le sucede a muchas personas. Si usted está en ese caso, procure reordenar su vida y verá que el sobrepeso y la diabetes dejan de ser problema para usted.

Para finalizar este capítulo, quiero recordarle que muchas enfermedades tienen sus orígenes en trastornos de orden psíquico. La diabetes es una de esas enfermedades. Téngalo en cuenta a diario y procure no caer en la trampa.

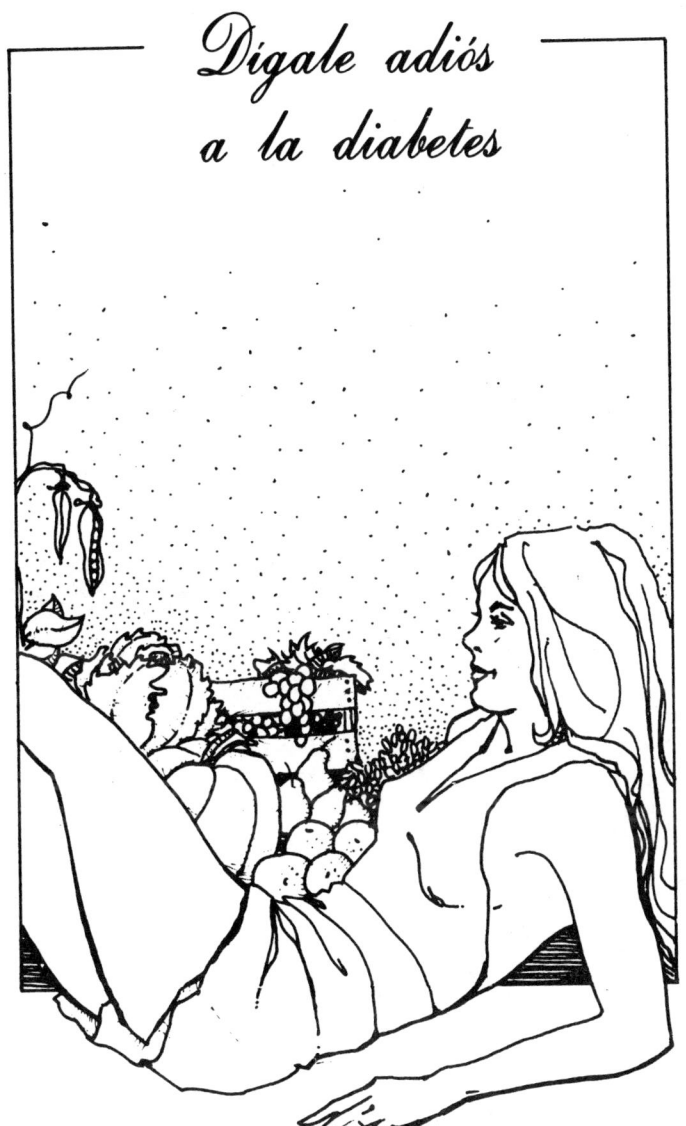

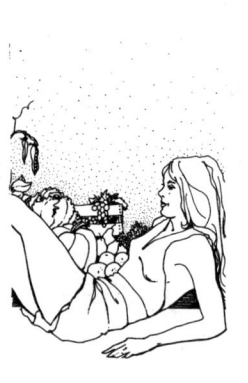

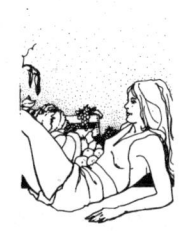

𝒞reo que para cerrar este libro no hay nada mejor que sintetizar las recomendaciones contenidas en el informe que los doctores Paul Mackendrick y Ross Whitmore, de la Universidad de Columbia, incluyeron en su estudio *Dígale adiós a la diabetes,* publicado en septiembre de 1982. Ellos dicen:

1) No olvide que comer es un placer. Es algo tan placentero que resulta imperdonable convertirlo en una forma de suicidio. Coma para vivir saludablemente. No haga de la comida una fuente de enfermedades.

2) Recuerde que se puede vivir en salud simplemente observando reglas muy elementales. Esas reglas son: comer sólo lo que se necesita, no beber en exceso, gozar de la vida al aire libre y no aumentar de peso.

3) La diabetes puede ser curada con medicamentos apropiados y puede ser evitada con una vida sana. Pero, sobre todo, puede ser extirpada de la faz del planeta con inteligencia. Es decir, puede ser erradicada para siempre si vivimos inteligentemente, evitando lo que nos hace daño. Los animales hacen eso, como usted puede comprobarlo fácilmente. ¿Acaso los seres humanos no podemos ser tan inteligentes como los animales?

4) No crea que todos los alimentos que recomiendan en la televisión son tan buenos como la publicidad nos quiere hacer creer. Algunos, quizá la mayor parte, ni siquiera merecen ser llamados alimentos. No confíe a ciegas en la publicidad. Use su propio criterio.

5) No olvide que todo lo natural es mejor que cualquier cosa procesada industrialmente. Prefiera siempre lo natural tratándose de alimentos y la diabetes no lo atrapará en sus garras.

6) No coma hasta hartarse. Deje siempre un "lugarcito" en su estómago. Esa es la mejor forma de evitar muchos trastornos y varias enfermedades, entre las que se cuenta la diabetes.

7) No piense que la insulina es milagrosa. Puede curar su diabetes y puede no curarla. Si se decide por un tratamiento basado en la insulina, tenga eso en cuenta.

8) No le reste importancia a las afecciones cutáneas, por menores que ellas sean. Pueden ser un indicio de diabetes.

9) No olvide que la diabetes es una de esas enfermedades que no se manifiestan

de inmediato. Sus síntomas pueden demorar mucho en salir a luz. La diabetes es uno de los trastornos orgánicos que pueden permanecer años en estado latente. Por ello, no crea que todo va bien si no descubre ningún síntoma de diabetes. Puede haberla contraído y no saberlo. Para evitar ese error, que puede llegar a ser mortal, consulte a su médico con regularidad.

10) No se deje engañar por los charlatanes profesionales y las "curas milagrosas". Confíe en los beneficios de una alimentación sana, en la ciencia natural y consulte a su médico. Todo lo demás no le servirá de nada y puede tener muy graves consecuencias para su salud.

11) No olvide que su salud es el bien más preciado de cuantos usted puede disfrutar. Los remedios y los alimentos naturales le ayudarán a conservarla.

12) Si tiene comezón, náuseas y dolores musculares, piense que pueden ser síntomas incipientes de diabetes. En ese caso no tome calmantes ni se aplique ungüentos o pomadas. Visite a su médico y pídale que le haga un examen a fondo.

13) No olvide que la diabetes ataca por igual a hombres y mujeres de todas las edades. No crea que por ser joven está a salvo de ella. Tampoco piense que por ser viejo no podrá derrotarla.

14) Si se siente sin fuerzas, debilitado, apático y cansado, no se conforme con tomar unas vacaciones. Consulte a su médico. Puede ser diabetes.

15) Cuando sufra de alguna infección, por leve que ella sea, no se automedique antibióticos. Puede ser un síntoma de diabetes. En ese caso, lo que debe hacer es consultar a su médico. Si se trata de diabetes, la cura natural y un cambio radical de alimentación evitarán que la enfermedad prospere.

16) Los ojos de gallo pueden ser síntomas de diabetes. No culpe a sus zapatos ni a cualquier otra cosa. Piense que está ingiriendo alimentos que le producen diabetes. En ese caso, recurra a la cura natural y a una alimentación correcta.

17) Si ya tiene diabetes, no olvide que cualquier herida o infección puede tener muy graves consecuencias. Evítelas.

18) Si se está tratando una diabetes,

cuídese del frío, no camine descalzo y use zapatos cómodos. Cualquier enfermedad provocada por el enfriamiento y toda herida o infección en sus pies puede tener muy graves consecuencias.

19) Si se está recuperando de una diabetes, no haga esfuerzos excesivos. Ellos pueden crear condiciones favorables a una recaída.

Creo que con todo lo dicho en este libro, usted dispone ahora de elementos suficientes para saber en qué consiste la diabetes, cómo se contrae, cómo se puede hacer para prevenirla y de qué manera es posible enfrentarla, combatirla y derrotarla.

De aquí en adelante, todo lo demás corre por su cuenta. Ya tiene en sus manos las armas para impedir que la diabetes haga de usted una nueva víctima. Son armas muy efectivas. Uselas y la diabetes no lo atrapará.

Índice

Prólogo 5

● LA DIABETES: CAUSAS Y SINTOMAS

—Qué produce la diabetes. —Cómo detectarla. —Los 15 síntomas más comunes 7

● CUARENTA PLANTAS MEDICINALES CONTRA LA DIABETES

—Plantas medicinales que previenen y curan la diabetes 15

● CUARENTA TRATAMIENTOS CON PLANTAS MEDICINALES CONTRA LA DIABETES

—Uso de las plantas medicinales para prevenir y combatir la diabetes. —Veinte recetas especiales y veinte recetas simples. —Tratamientos. —Dosis. —Duración de cada tratamiento según los síntomas y su intensidad   21

- DIEZ REGLAS BASICAS PARA LA PREVENCION Y CURA NATURAL DE LA DIABETES

—Qué hacer para no contraer diabetes. —Consejos prácticos. —Reglas de la cura natural de la diabetes   33

- LAS DIABETES Y LAS CALORIAS

—La alimentación, las calorías y la diabetes. —Tabla de alimentos y calorías   41

- LA DIABETES Y SU PESO

—Peso ideal, obesidad y diabetes. —La obesidad, causa común de diabetes. —Los carbohidratos, las grasas, el hígado, los riñones y la diabetes. —Tabla de pesos   55

- CUATROCIENTOS ALIADOS Y ENEMIGOS DE LA DIABETES

—Tabla de 400 alimentos que pueden producir diabetes. —Cómo hacer de esos alimentos aliados en la lucha contra la diabetes   63

● LAS CAUSAS OCULTAS DE
LA DIABETES

—Los hábitos personales y la diabetes. —La relación entre la diabetes y nuestra actitud vital 83

● DIGALE ADIOS A LA DIABETES

—Recomendaciones adicionales para prevenir y curar la diabetes. —Consejos prácticos para no ser una víctima más de la diabetes 97